DES

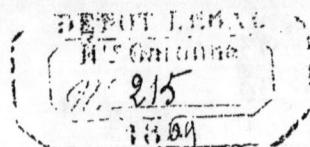

INJECTIONS IODÉES

DANS L'ASCITE

Présenté à la Société impériale de Chirurgie de Paris

Par le docteur Alph. RIBELL

Chirurgien des hôpitaux et hospices civils de Toulouse ; docteur en médecine
de la Faculté de Paris ; docteur en médecine et chirurgie de la
Faculté de Barcelone (Espagne) ; membre de la Société
d'anthropologie de Paris ; membre correspondant
de l'Académie de Médecine de Barcelone.

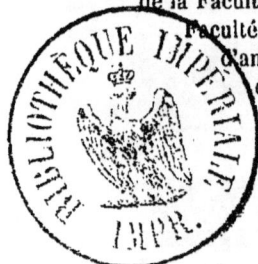

TOULOUSE

IMPRIMERIE DOULADOURE

ROUGET FRÈRES ET DELAHAUT, SUCCESSEURS

Rue Saint-Rome, 39.

—

1869

DES INJECTIONS IODÉES

DANS L'ASCITE.

Présenté à la Société impériale de Chirurgie de Paris [1].

———

Tout le monde est aujourd'hui d'accord sur la valeur des injections iodées en chirurgie. Les cas dans lesquels cette médication a été employée sont si nombreux et si variés qu'il semblerait tout d'abord que la question est épuisée et qu'il n'y a plus rien à dire à ce sujet. Telle n'est pas cependant notre opinion : en effet, s'il est vrai que tous les praticiens acceptent aujourd'hui les injections iodées dans l'hydrocèle, l'hydartrose, les trajets fistuleux, dans les abcès froids, dans les kystes, dans l'hydrorachis et dans bon nombre d'autres affections qu'il est inutile d'énumérer ; il est vrai aussi que beaucoup les rejettent dans une affection regardée longtemps comme incurable et inaccessible aux moyens chirurgicaux, nous voulons parler de *l'ascite abdominale*.

La plupart des travaux publiés sur les injections iodées dans l'ascite mentionnent tous des cas de guérisons dus à ce

[1] Commission : MM. Follin, de Panas, et Guyon, rapporteur.

moyen ; mais ces faits sont peu nombreux ; et il semble que les cas malheureux, dans lesquels la mort a été plus rapide que si on avait laissé la maladie suivre son cours naturel, aient jeté un discrédit sur une opération qui a sa valeur, et qui, selon nous, offre tout autant de chances de succès que celles qu'on pratique journellement. Notre but, dans ce Mémoire, est donc d'appeler l'attention sur les moyens à employer pour rendre l'injection iodée dans le péritoine, la plus inoffensive possible, et partant, faire que les cas malheureux, soient les plus rares ; de porter à la connaissance de nos lecteurs les faits qu'il nous a été donné d'observer, les résultats obtenus, de propager en un mot un traitement auquel beaucoup de nos confrères et nous-mêmes devons quelques belles guérisons.

L'histoire des injections iodées remonte déjà à une date assez ancienne, mais avant d'être définitivement adoptée, cette méthode a subi bien des péripéties, bien des critiques ; mais les travaux de MM. Velpeau, Bonnet, Teyssier, Jobert et de bien d'autres ont dominé toutes les difficultés, vaincu toutes les oppositions : l'expérience et l'observation ont fait le reste.

L'innocuité des injections iodées sur tous nos tissus, dans les muqueuses comme dans les séreuses, une fois bien constatée, il s'est trouvé naturellement des esprits assez hardis pour faire dans l'ascite l'application des idées qui dirigent le traitement de l'hydrocèle ; l'analogie, ce guide si sûr en thérapeutique, devait produire ce résultat. Ce fut vers 1846 que parurent les premières observations sur ce grand sujet. Longtemps avant, quelques tentatives avaient été faites dans le même but avec des substances diverses. M. Bretonneau, en 1820, faisait des injections alcoolisées dont les résultats furent peu encourageants. M. Lhomme, en 1825, proposait à l'académie de Médecine les injections de vapeur de vin dans le péritoine.

MM. Rull Ogez et Van-Roosbreck, de Belgique, essayèrent en 1832, les injections de gaz, protoxyde d'azote. Tous ces moyens donnèrent des résultats si déplorables qu'il fallut y renoncer. Enfin, en 1846, MM. Dieulafoi et Leriche publièrent des observations d'ascites dans lesquelles l'injection, avec la teinture d'iode, avaient été couronnées du plus grand succès.

Depuis cette époque, les essais et les cas de guérison se multiplièrent. M. Boinet, dans dix-huit cas d'ascite traités par ce moyen, a constaté quinze guérisons, deux insuccès et un cas malheureux. M. Dard, dans sa thèse inaugurale, rapporte cinq observations prises dans le service de M. Teissier, de Lyon, et constate quatre succès pour un cas de mort rapide par suite de péritonite. Malgré ces observations, il ne faut pas se faire illusion, bien des cas malheureux peuvent être comptés. Mais ces terminaisons fatales doivent, selon nous, être rapportées à la manière de faire l'injection plutôt qu'à l'injection elle-même. C'est parce que nous avons aussi éprouvé des mécomptes en suivant les règles posées par les premiers auteurs, et qu'au contraire nous n'avons eu que des succès en employant un autre procédé, que nous ne craignons pas d'émettre cette opinion. Il est bien entendu que nous ne voulons parler ici que des ascites simples idiopathiques sans altération organique, et cependant on verra, par notre sixième observation, qu'il ne faut pas non plus être trop exclusif, quoique nous fassions cette réserve.

Les sept observations que nous rapportons peuvent être divisées en deux catégories. Les deux premières, suivies toutes deux de mort, ont eu deux femmes pour objet : elles ont été traitées par l'injection iodée, pratiquée suivant les règles et les proportions indiquées par les premiers initiateurs de cette méthode. Les cinq dernières ont été observées sur des hommes : elles présentent cinq cas de guérison complète. Nous ferons part aussi à nos lecteurs de la circonstance fortuite qui nous a permis de faire une expérience sur l'animal, et qui a été le point de départ du procédé nouveau que nous proposons, nous ferons suivre chaque observation de quelques réflexions complémentaires.

PREMIÈRE OBSERVATION.

Ascite abdominale; — tumeur fibreuse de l'utérus; — trois ponctions dont deux simples et une avec injection iodée; — mort.

Carlota Codina, âgée de quarante-huit ans, demeurant à Barcelone, d'un tempérament lymphatique, a été réglée à dix-sept ans, s'est mariée à trente-deux et n'a jamais eu d'enfants. Il y a huit ans qu'elle n'a plus vu ses époques menstruelles. Je la vis pour la première fois le 24 mars 1856 : elle m'apprit que depuis un an elle avait vu son ventre grossir; mais que, depuis qu'elle n'avait plus ses règles, elle s'était senti toujours appesantie, que de temps en temps elle avait quelques palpitations de cœur. Elle fit appeler un médecin qui l'engagea à aller prendre les eaux ferrugineuses dont elle n'avait obtenu aucun effet satisfaisant.

L'appétit et le sommeil étaient perdus, elle avait passé un très-mauvais hiver et se sentait maigrir de jour en jour, pendant que son ventre augmentait considérablement; elle sentait vers le bas-ventre un poids très-incommode et avait des pertes blanches. Dès ma première visite, je constatai une hydropisie ascite; le ventre mesurait à l'ombilic 1 m. 4 cent. ; l'état général était déplorable, le pouls petit et fréquent. Il y avait de la dyspnée, la face était blafarde, les jambes infiltrées, absence complète d'urines; la ponction fut pratiquée le 6 juin; j'évacuai 18 litres de sérosité qui ne présentait rien d'anormal. Je pus alors constater la présence d'une tumeur d'un volume d'une noix de coco ; dure et élastique, cette tumeur était située immédiatement derrière la vessie. Je diagnostiquai une tumeur fibreuse intra-pariétale de l'utérus ; par le toucher vaginal, je n'avais pas soupçonné sa présence. Le soulagement fut de peu de durée ; l'épanchement se renouvela rapidement. Le 16 je fus obligé de faire une seconde ponction que je fis suivre d'une injection de teinture d'iode ainsi composée :

Teinture d'iode — —	34	grammes.
Iodure de potatium —	2	
Eau — — — —	250	

A peine ce liquide eut-il pénétré dans la cavité abdominale, la malade éprouva une douleur très-vive au ventre et une grande chaleur. Sa face se crispa, ses yeux se ternirent d'une manière effrayante, ses extrémités se refroidirent et il y eut une syncope terrible : je craignais d'un moment à l'autre voir la malade me rester entre les mains. J'évacuai immédiatement le liquide qui sortit presque entièrement, pendant que mon père, qui m'assistait dans cette opération, s'occupait à faire cesser la lypotimie.

Enfin, elle revint à la vie, et je puis dire que j'y revins aussi moi-même. La malade fut rapportée dans son lit bien chauffé ; la douleur du ventre dura toute la journée ; la nuit fut très-mauvaise, fièvre, pas de sommeil, malaise général.

17. — Même état, boisson acidule, cataplasme sur le ventre, lavement laudanisé.

18. — Moins de fièvre, quelques nausées et deux garde-robes diarrhéiques : même traitement.

19. — La nuit a été meilleure, moins de fièvre, pas de nausées, pas de selle, ventre moins douloureux.

20. — Mieux sensible, le ventre est souple et affaissé.

A partir de ce jour, l'amélioration alla en augmentant, les

urines se sont rétablies, la malade avait repris de l'appétit. Cet état dura tout le mois de juillet; mais pendant le mois d'août, à cause de la grande chaleur, elle fit une imprudence en s'exposant à un courant d'air, et son ventre augmenta de nouveau. Je dois ajouter qu'il n'avait pas cependant complétement diminué : j'avais toujours trouvé une espèce d'empâtement. Malgré la réapparition de l'épanchement, le ventre ne présentait pas d'ailleurs le même volume; la partie inférieure était en bon état; la tumeur pouvait être perçue sur tous ses côtés, et on ne distinguait pas de fluctuation; l'épanchement ne s'était renouvelé que vers la partie supérieure, mais la respiration était tellement oppressée qu'il fallut de nouveau recourir à la ponction le 4 septembre. J'évacuai neuf litres de liquide, mais je ne fis pas d'injection. Il y avait déjà deux heures que la malade était dans son lit, quand tout à coup elle fut prise d'un frisson violent avec claquement de dents; refroidissement général, et quand j'arrivai, je ne trouvai qu'un cadavre. L'autopsie me fut refusée.

Ainsi donc voilà une malade à laquelle trois ponctions ont été pratiquées, deux simples et une avec injection : dans la première je retire dix-huit litres de liquide (6 juin), dans la seconde j'évacue la même quantité de liquide (16 juin), et je fais l'injection iodée avec les proportions de MM. Dieulafoi et Leriche. Enfin, la troisième ponction se fait le 4 septembre et me donne seulement neuf litres de liquide, et la malade meurt presque subitement. Quels enseignements tirer de ce fait? Pour nous il n'y a plus le moindre doute, l'adhérence s'était faite en partie; car entre la première et la deuxième ponction il ne s'est écoulé que dix jours, et les deux fois nous avons évacué la même quantité de liquide, et entre la deuxième, c'est-à-dire après l'injection et la troisième ponction, il s'écoule deux mois et nous n'obtenons que neuf litres. Mais la malade meurt avec une rapidité effrayante. Après une simple ponction, quelle explication trouver à un pareil résultat ? elle me semble facile. La grande douleur et la grande chaleur qu'elle avait éprouvées au moment de l'injection, le tableau effrayant des symptômes que nous avions observés et qui nous avaient si fort effrayé, sont pour nous une preuve d'abord de la trop grande activité du liquide, ensuite de l'existence de quelque point ulcéré, qui a été le point de départ de l'infection purulente à laquelle la malade a succombé, dès que le ventre a été de nouveau vide et que l'air y a pénétré.

IIe OBSERVATION.

Ascite traumatique ; — trois ponctions, injection iodée ; — péritonite ; — mort.

Marie Lombard, âgée de vingt-huit ans, née à Barcelone, a été réglée à douze ans et a eu un accouchement à dix-sept ans. Depuis, il n'y a plus eu de grossesse ; ses règles n'ont jamais été régularisées. La nuit de Noël 1859, elle reçut de son amant un coup de pied dans le ventre qui donna lieu à une hémorrhagie rectale ; de l'eau glacée et des lavements froids l'arrêtèrent ; mais, depuis cette époque, elle n'a plus revu sa menstruation. Le ventre avait pris un volume extraordinaire, elle se croyait enceinte ; mais, comme elle sentait ses forces diminuer, elle me fit appeler en juin 1860. Je diagnostiquai une ascite, on ne voulut pas y croire. Je ne revis le malade que cinq mois après. Je confirmai mon premier diagnostic et proposai la ponction ; l'état général de cette malade était assez satisfaisant, son ventre mesurait à l'ombilic 1 mètre 8 centimètres : j'évacuai, le 20 novembre, seize litres de liquide, et je prescrivis le régime lacté exclusivement.

Les premières semaines se passèrent assez bien; mais elle se dégoûta bientôt du lait, et il fallut lui rendre les aliments habituels; huit jours après, l'épanchement s'était formé de nouveau; dès qu'il fut trop gênant, il fallut de nouveau pratiquer la paracentèse (8 janvier 1861). L'injection iodée ne fut pas acceptée par la consultation qui eut lieu. Six semaines après, le ventre avait augmenté de volume : je pratiquai une nouvelle ponction et je poussai alors l'injection iodée (23 février); il y eut aussi des douleurs très-vives au moment de l'injection, qu'elle ne put conserver que quelques minutes.

24, ventre ballonné, vomissements, pouls fréquent, soif ardente; application de 25 sangsues, cataplasmes.

25, nuit très-agitée; bain général de 2 heures. Le soir, il y a un peu de suspension; frictions mercurielles.

26, nuit passable, deux heures de sommeil; état général peu satisfaisant.

27, réapparition et aggravation de tous les symptômes : pouls misérable, mort dans la nuit, le quatrième jour après la ponction.

Chez cette malade, nous avons eu les mêmes phénomènes qui avaient été observés sur la première, mais avec plus d'intensité, et obtenu le même fatal dénouement.

Naturellement, ces résultats n'étaient pas de nature à nous engager à renouveler l'épreuve; car pour nous il n'est pas douteux que l'injection iodée avait produit chez nos deux malades une péritonite aiguë qui n'avait pu être dominée. Seulement, chez notre première malade, les forces vitales n'étant pas si énergiques, les accidents ne s'étaient pas déclarés avec une si grande violence, puisque la malade vécut encore près de deux mois après l'injection.

Chez la seconde, au contraire, l'état général était très-satisfaisant, et à cause de cela peut-être, l'inflammation fut plus violente, et elle ne put y résister.

Depuis cette époque, je renonçai à essayer de nouveau

ce traitement, et pendant toute l'année 1861, ayant eu à
traiter deux autres hydropiques, je me bornai à les mettre
à l'usage du lait, et je dois ajouter que tous deux guérirent.
L'un était un garçon de 22 ans, l'autre un petit enfant de
4 ans et demi.

Enfin, une circonstance heureuse se présenta qui me per-
mit de faire une expérience. Je possédais deux petits chiens
de chasse de l'espèce Bracque; un de ces chiens devint hy-
dropique, il avait cinq mois. Il était tellement gonflé, qu'il
ne pouvait marcher, et il était vraiment diaphane, tant le
liquide était visible : je résolus de le ponctionner et de
l'injecter; mais la méthode suivie m'avaient donné de si
pauvres résultats, que je songeai à modifier le procédé
de la manière suivante : Je renonçai à la formule donnée
par MM. Dieulafoy et Leriche, et j'y substituai une moindre quantité de teinture d'iode. De plus, au lieu de n'in-
troduire que la quantité de 250 grammes d'eau, je voulus
essayer de mettre, comme dans l'hydrocèle, une quantité
d'eau égale à celle du liquide évacué par la ponction.
J'imaginai de me servir pour l'introduction du liquide d'un
jet continu, afin d'éviter l'introduction de l'air, et c'est le
syphon Charrière que je choisis. Ces préparatifs terminés,
je ponctionnai le chien; je retirai un litre et demi d'une eau
citrine moins albumineuse que celle de l'homme et d'une lim-
pidité extraordinaire. J'introduisis la même quantité d'eau
tiède, à laquelle je mêlai 2 grammes par litre de teinture
d'iode et 75 centigrammes d'iodure de potassium; je laissai
le mélange 12 minutes dans le ventre, et puis j'évacuai. Le
petit animal supporta très-bien l'opération; je ne lui don-
nai à boire que du lait. Huit jours après, le ventre n'avait
pas augmenté, et le bandage que j'avais mis pour lui soute-
nir le ventre étant devenu inutile, je l'enlevai. Le chien vit
encore et n'a jamais joui d'une meilleure santé. Je pris acte
du fait, bien résolu à le mettre en pratique à la première
occasion. Le cas ne tarda pas à se présenter.

IIIᵉ OBSERVATION.

Gastrorrhagie ; — ascite consécutive ; — trois ponctions sim-
ples et une injection d'iode ; — guérison.

Cornélius Weber, du duché de Baden , habitant Barcelone , âgé de 42 ans , exerçant la profession de commis-
sionnaire en marchandise, eut une gastrorrhagie considérable
au mois d'août 1861. Se trouvant à Séville , il y fut traité
par les médecins du lieu , qui lui infligèrent des évacuations
sanguines sur une grande échelle. Malgré cela, il vécut ; mais
depuis lors sa santé a été perdue. Je le vis pour la première
fois le 3 avril 1862. Il éprouvait des essoufflements terri-
bles et des palpitations de cœur ; sa face était bouffie , ses
jambes et son ventre infiltrés. Dans l'état de repos, la respiration était naturelle, le pouls faible mais régulier. A l'aus-
cultation , on percevait à la région du cœur un bruit de
souffle qui se retrouvait aux carotides. Le ventre était très-
volumineux et la fluctuation y était manifeste. Tarder n'était
pas possible ; je proposai la paracentèse , et je la fis le 6
avril. J'évacuai 25 litres de liquide et j'établis le traitement
suivant : pillules de Vallet, eaux ferrugineuses, régime to-
nique ; analeptique. Les essoufflements diminuèrent , et les
urines se rétablirent ; mais l'amélioration fut de courte durée : l'épanchement reparut et avec lui les mêmes symptômes
primitifs. Le 4 mai, seconde ponction, même quantité de
liquide , 25 litres ; pas d'amélioration.

25 mai, troisième ponction avec injection iodée. Comme
je l'ai déjà dit, je changeai la manière d'y procéder : une
fois la cavité abdominale vidée , on mesura le liquide, et on

trouva 22 litres. Je m'étais servi d'un trocart à robinet, afin d'empêcher l'introduction de l'air dans la cavité péritonéale. J'injectai alors , au moyen du syphon Charrière, 22 litres d'eau tiède contenant 12 grammes d'iodure de potassium et 40 grammes de teinture d'iode, c'est-à-dire 2 grammes par litre d'eau. Les parois abdominales fureut donc aussi distendues que lorsqu'elles contenaient la sérosité. Dès que l'injection se trouva en contact avec le péritoine , le malade ressentit une douleur assez vive accompagnée de chaleur ; mais, à mesure que le ventre se distendait, la douleur diminua et la chaleur augmenta, sans cependant être désagréable. Je laissai l'injection 15 minutes ; mais quelle ne fut pas ma surprise lorsqu'en ouvrant la clé du trois-quart, je vis couler un liquide blanc semblable à de la sérosité, au lieu d'un liquide jaune que j'avais injecté. La réaction de ce liquide sur l'amidon fut complétement nulle ; le malade fut rapporté dans son lit bien chauffé : j'ordonnai des cataplasmes sur le ventre , boissons gazeuses , diète. Les douleurs abdominales reparurent assez vives, et durèrent environ 4 heures, puis elles diminuèrent et disparurent tout-à-fait.

Le 26, nuit assez bonne, presque pas de fièvre , borborygmes.

27, même situation ; bouillons légers.

28, pas d'accidents ; 4 garde-robes diarrhéiques, abondance d'urine.

29, la diarrhée continue, mais les urines sont rares ; augmentation d'aliments.

30, état satisfaisant , le ventre est toujours affaissé et indolore, la diarrhée a diminué, les urines ont augmenté.

Depuis lors, le malade a toujours été de mieux en mieux. Enfin, je le considère comme guéri. Je ne l'ai pas perdu de vue pendant trois mois, sa guérison s'est maintenue ; il habite aujourd'hui Leipsick et est en parfaite santé.

Nous ferons remarquer ici en passant le peu d'intensité des accidents inflammatoires qui ont succédé à l'injection, mais constatons qu'ils ont cependant existé.

IVe OBSERVATION.

Ascite ; — trois ponctions ; — deux injections ; — guérison.

Jean Rondo, âgé de quarante-quatre ans, employé à l'abattoir de la ville, réclama mes soins pour un gonflement énorme du ventre survenu après une rétention d'urine occasionnée, dit-il, par une marche forcée qu'il fut obligé de faire pendant les grandes chaleurs. Il prétendit que lui qui avait l'habitude de suer d'une manière extraordinaire vit sa transpiration cesser, pour ainsi dire tout à coup. Je constatai une ascite accompagnée des soufflements, de maigreur, de soif ardente et de fièvre, le 1er décembre 1862, j'effectuai une ponction et j'évacuai 25 litres de liquide.

6 février 1863.—Seconde ponction et injection de teinture d'iode faite de la même manière indiquée plus haut, il la supporta sans éprouver ni chaleur ni douleur au ventre. Les jours suivants ne présentèrent rien de digne d'être noté, mais l'épanchement reparut.

4 mars. — 3e ponction et 2e injection en augmentant du double la teinture d'iode, douleurs assez aiguës et chaleur vive mais supportable, l'injection resta dix minutes dans le ventre.

5. — Nuit mauvaise, fièvre ardente, ventre tympanisé et douloureux, un vomissement bilieux, 30 sangsues, cataplasmes émollients, eau de seltz avec sirop de groseille.

6. — Nuit mauvaise moins de fièvre cependant et moins de

soif, il y a un point du ventre très-douloureux à la pression, — 12 sangsues sur ce point, pas de vomissement.

7 et 8. — Pas de différence dans l'état du malade.

9. — Amélioration sensible, il y a eu trois heures de sommeil, le ventre est souple et presque pas douloureux : bouillon de veau.

10, 11, 12 — Le mieux continue.

La convalescence a été très-pénible et très-longue, la maigreur a duré près de trois mois, et ce n'est qu'après un séjour long dans un pays montagneux qu'il a repris entièrement ses premières forces, l'hydropisie n'a plus réparu.

Nous ferons observer ici que ce malade a subi deux injections d'iode, la première n'a donné aucun résultat. Il y a eu absence de douleur et de chaleur après l'injection ; la seconde au contraire a été curative et nous attribuons le résultat à la double quantité de teinture d'iode qui a été injectée. Ainsi donc la sensibilité du péritoine n'est pas égale chez tous les sujets.

Ve OBSERVATION.

Ascite ; — une ponction et injection iodée.

Raymonde Vallet, âgée de vingt-huit ans, a été réglée à treize ans, mais sa menstruation s'est établie péniblement et elle n'a été vraiment régularisée qu'à dix-sept ans. Elle s'est mariée à dix-neuf ans. Son mari lui a communiqué la vérole d'après ce que j'ai pu déduire des indications qui m'ont été données, elle a eu primitivement un chancre induré à la grande lèvre et un bubon de l'aine droite, on n'a jamais fait de traitement jusqu'au jour où elle fut envahie par une éruption cutanée très-caractérisée, alors on la soumit aux fumigations mercurielles. Depuis cette époque sa santé fut perdue et un an après ayant eu nouvelle poussée syphilitique elle reprit les fumigations, à la mercurisation succéda la chlorose, et à celle-ci succéda une ascite qui était déjà très-avancé quand je l'ai vue pour la première fois, 1er août 1863. Je proposai immédiatement la ponction et l'injection, j'évacuai 15 litres de liquide et j'introduisis quinze litres d'eau tiède et 30 grammes de teinture d'iode (3 août). Immédiatement douleur au ventre et chaleur, élévation du pouls et quelques nausées, tels furent les premiers symptômes observés. Le soir ventre ballonné et sensible, soif; j'ordonnai, bains chauds de 2 heures, lavement au laudanum, boissons fraîches et acides.

Le 4. — Nuit bonne, diminution de fièvre, ventre moins sensible, urines un peu plus abondantes, en un mot, il y a arrêt des accidents inflammatoires.

Le 5. — Même état et augmentation d'urine, le ventre est diminué.

Le 6. — 4 gardes-robes diarrhéiques; décoction de Sydenham.

Le 7. — La diarrhée continue jusqu'au 9, dès lors tout marche parfaitement, l'épanchement ne reparaît plus, et le 20 je prends congé de la malade, la convalescence a été longue mais la guérison s'est maintenue.

VIe OBSERVATION.

Ascite consécutive à une gastrorrhagie ; — hypertrophie de la rate ; — cinq ponctions ; — une injection ; — guérison.

Léon Lelièvre, prêteur sur gage, de cinquante-deux ans, ayant toujours joui d'une parfaite santé mais ayant eu à supporter beaucoup de misères à diverses époques de sa vie. A la suite d'une perte d'argent, il eut une gastrorrhagie considérable, peu de temps après il éprouva de fréquents vomissements de bile, peu après les urines devinrent rares, et le ventre prit du développement. Quand je le vis, (octobre 1864), il mesurait 1 mètre 20 c. à l'ombilic, la fluctuation était manifeste; respiration très-oppressée; douleurs de ventre continuelles, face infiltrée ainsi que les membres inférieurs. Sommeil nul, pouls misérable. Je fis une première ponction, le 10 octobre, et j'évacuai 30 litres environ de liquide, j'explorai alors la cavité abdominale et je trouvai du côté gauche une tumeur volumineuse débordant les fausses côtes et se dirigeant vers l'ombilic, cette tumeur était ovoïde et un peu sensible à la pression, c'était évidemment la rate que j'avais sous les doigts, je trouvai aussi le foie légèrement augmenté de volume. J'appliquai deux petits cautères à la pâte de Vienne sur la région hépatique et j'administrai le sulfate de quinine à la dose de 20 centigrammes par dose que je portai bientôt à 2 grammes par jour, mais que je dus suspendre le troisième jour. L'épanchement se fit de nouveau assez rapidement, une seconde ponction fut faite le 6 novembre, et quelle ne fut pas ma surprise, en retirant le trois-quart, de voir couler du sang au lieu de sérosité, il s'en écoula environ 30 grammes, puis il s'arrêta de lui-même. J'introduis alors un stylet et je me heurtai contre un corps dur très-volumineux que je crus d'abord être une portion d'épiploon mais que je ne pus pas déplacer. Je retirai donc ma canule, et aussitôt par la piqûre la sérosité commença à couler un peu teinte en rose mais légèrement. Le lendemain le ventre était vide, je me couvainquis alors que le corps dur que j'avais rencontré la veille n'était autre chose que la rate augmentée du triple de volume, car la première ponction avait été faite aussi du côté gauche et au même point et je n'avais pas rencontré d'obstacles alors. — Réapparition de l'épanchement.

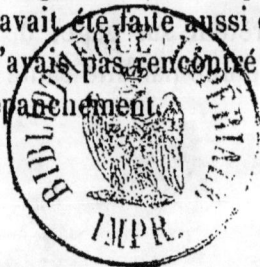

18 novembre. — 3e ponction, évacuation de 32 litres de liquide de couleur roussâtre, mais quelle n'est pas ma surprise de trouver la rate presque à son état naturel, l'état général du malade est si peu rassurant que je n'ose faire l'injection.

Le 5 décembre. — Déjà l'épanchement avait reparu je considérai le malade comme perdu, et après avoir consulté la famille, qui me pressait de faire la ponction, je me décidais à jouer tont pour le tout en faisant l'injection. Cette fois j'y procédai en présence de mes collègues MM. Marquillas et Rius, le 7 décembre après l'évacuation du liquide qui s'éleva à 22 litres, j'examinai la rate et je constatai qu'elle avait gardé son premier volume. J'introduisis 28 litres d'eau tiède pour 32 grammes de teinture d'iode, m'écartant ainsi de la règle que je m'étais tracée de mettre à peu près 2 gr. par litre. Je laissai le liquide un quart d'heure. le malade n'éprouva que de la chaleur mais il eut une syncope que j'attribuai à l'impression morale ou pour mieux dire à la peur. Vers dix heures du soir les douleurs de ventre commencèrent et durèrent toute la nuit; elles s'appaisèrent le matin. A ma visite, le 8, je le trouvai sans fièvre, très-satisfait et plein d'espoir, je permis un bouillon chaque quatre heures.

Les jours suivants ne présentèrent rien digne d'attention, l'amélioration alla progressant; cependant un mois après je constatai de nouveau l'épanchement, le malade avait repris des forces, et il me demanda lui-même de lui faire une nouvelle injection quoique le ventre fut encore assez volumineux, je dois dire cependant que l'épanchement me paraissait moindre et en effet la ponction (9 janvier 1865), ne me donna que 12 litres de liquide, le volume du ventre était dû à une accumulation énorme de gaz, et à travers les parois abdominales on distinguait parfaitement les bosselures intestinales. J'appliquai alors deux vessies pleines de glace avec de l'éther sulfurique; deux heures après le ventre avait complétement diminué par l'expulsion des gaz.

10 janvier. — Il y a eu pendant la nuit huit selles diar-rhéiques; pendant le jour, il y en a eu quatre ; bouillons lé-gers, vin de Bordeaux

11. — Nuit bonne, pas de selle, il urine trois fois.

12. — Même état, encore de la diarrhée, urines abon-dantes.

13. — La diarrhée a disparu, les urines sont toujours abondantes.

Enfin l'amélioration suivit son cours; la convalescence a été très-longue, elle n'a été complète qu'au mois d'avril. J'ai ce malade sous mes yeux, il jouit d'une superbe santé; la vie d'un usurier est plus dure qu'on ne croit généralement.

Si nous analysons cette observation, nous y voyons d'a-bord un état général déplorable, puis un épanchement con-sidérable et le renouvellement avec rapidité après chaque ponc-tion. Enfin, et c'est là le plus important, une hypertrophie énorme de la rate, hypertrophie qui, selon nous, a dû son augmentation à l'usage du sulfate de quinine auquel je l'avais soumis, et je ne puis l'attribuer à une autre cause, vu qu'ayant cessé le remède entre la deuxième et la troisième ponction, la rate revient à son premier volume. Cependant je dois rappeler qu'à la deuxième ponction, je piquai la rate avec le trois-quart; qu'il s'écoula environ 30 grammes de sang noir; que la sérosité qui s'écoula ensuite toute la nuit fut aussi teinte en rouge brun, et qu'enfin, à la troisième ponction, la sérosité qui s'écoula par la canule présenta aussi le même phénomène. Il y a eu donc une légère hémorrhagie occasionnée par la piqûre faite au moment de la ponction. De là cette question : cette hémorrhagie a-t-elle été assez suffisante pour dégorger la rate?

Remarquons aussi, en passant, l'acomulation de gaz qui se fit en dernier lieu, et l'effet produit par la glace et l'éther, appliqué sur le ventre.

VIIe OBSERVATION.

Antonio Noguès, de Tarragaon, âgé de dix-sept ans, a habité un pays fiévreux jusqu'à l'âge de douze ans et a naturellement eu des fièvres intermittentes à plusieurs reprises; son ventre a toujours été volumineux; mais, vers le mois de juillet 1864, il s'aperçut que le volume du ventre augmentait, et ce volume prit de telles proportions que ses parents justement alarmés l'amenèrent à Barcelone pour me consulter. Je constatai l'existence d'une hydropisie ascite, et je proposai la ponction et l'injection iodée. Je la pratiquai le 14 janvier 1865. Après avoir évacué dix-sept litres de liquide, j'explorai la cavité abdominale; je trouvai les glandes mésentériques très-engorgées, mais les autres organes ne présentaient rien de particulier. Je fis l'injection suivant le procédé que j'avais déjà mis en exécution, les douleurs de ventre et la chaleur furent très-vives et durèrent cinq ou six heures.

15. — La nuit mauvaise, il y a eu des nausées, il y a de la fièvre, le ventre est ballonné et très-sensible à la pression : j'applique vingt sangsues et cataplasmes émollients.

16. — Diminution de l'irritation péritonéale, moins de fièvre : eau de selz et fleur d'orange.

17. — Amélioration ; il a assez bien dormi, a eu deux selles claires et a uriné deux fois.

18. — Fièvre nulle, état satisfaisant, ventre affaissé ; les jours suivants continuent à apporter de l'amélioration, l'épanchement n'a pas l'air de vouloir se renouveler. Le malade me quitte guéri le 5 mars. Je lui ai fait suivre un traitement ferrugineux, et je l'enverrai cette année à Vichy, puis à la montagne.

Tels sont les cinq cas d'injection iodée que j'avais à faire connaître. Il est évident que nous pourrions entrer dans de nombreuses appréciations ; mais cela nous entraînerait trop loin et prolongerait ce travail déjà trop étendu. Nous nous contenterons donc de poser les conclusions suivantes :

1° L'injection iodée dans le péritoine est inoffensive et peut être employée toutes les fois que l'ascite est essentielle, et quand elle est le résultat d'engorgement mésentérique ;

2e Les accidents inflammatoires sont nécessaires pour obtenir la guérison complète ;

3° La quantité d'iode employée pour l'injection doit être subordonnée à l'état général du malade et à la quantité du liquide péritonéal évacué ; la proportion qui nous a le mieux réussi est de 2 à 4 grammes de teinture d'iode par litre ;

4° L'iode doit être uni à une petite quantité d'iodure de potassium et à une quantité d'eau tiède égale à la quantité du liquide évacué, de manière que le ventre soit aussi distendu qu'il l'était avant la ponction : c'est pour nous un point essentiel ;

5° Les accidents qui surviennent après l'injection, tels que douleurs abdominales, chaleur pendant l'opération, nausées, ballonnement du ventre, diarrhées, &c., &c., doivent être regardés comme des symptômes favorables au résultat de l'opération et doivent être traités à l'ordinaire. La diarrhée, quand elle n'est pas très-considérable, doit être respectée les premiers jours ;

6° Les convalescences seront toujours lentes et pénibles, et il faut les surveiller attentivement ;

7° Enfin, les injections d'iode peuvent être faites plusieurs fois de suite, si la première n'a pas réussi ;

8° Empêcher l'introduction de l'air dans le péritoine pendant l'injection est un point essentiel. Voilà pourquoi nous recommandons, d'une manière toute spéciale, de faire l'injection continue avec le syphon Charrière.

Depuis l'époque où ce travail a été présenté à la Société de chirurgie, une nouvelle observation a été recueillie par nous, et comme elle ne fait que corroborer nos conclusions, nous croyons devoir la rapporter ici :

Le nommé François Chabert, de Montpellier, liquoriste à Girone, a habité longtemps la Havanne, d'où il est revenu porteur, dit-il, d'une maladie de foie. Il est âgé de cinquante-cinq ans.

Après avoir rétabli sa santé en France et avoir subi plusieurs cures thermales, il s'établit à Girone. Il y a environ deux ans, à la suite de quelques vomissements bilieux, il se mit à l'usage de la médecine Leroy. Sans conseils de médecin et pendant un an, il suivit le système des purgatifs. Il perdit ses forces, devint d'une maigreur extrême, et son ventre augmenta rapidement. J'allai le voir à Girone, et je constatai une ascite énorme en même temps qu'un état de délabrement général. Cependant je pratiquai la parencentèse (février 1866) qui nous donna environ douze litres. J'examinai alors les viscères abdominaux, et j'avoue que je fus très-surpris de ne pas trouver de trace de la maladie hépatique dont il m'avait parlé : le foie était normal, pas douloureux ; la rate ni les reins ne présentaient rien de particulier. Les urines examinées et traitées par l'acide nitrique et la chaleur n'indiquèrent pas la présence d'albumine. Je mis le malade au traitement de Chrétien et défendis surtout des purgatifs ; à l'abus desquels, selon moi, il fallait attribuer l'ascite. Le 3 avril, je fus de nouveau rappelé par ce malade. Il y avait une amélioration sensible dans l'état général ; mais l'ascite avait reparu, le ventre était plus balloné. Le malade qui avait connaissance de l'injection iodée me la demanda. Je la poussai donc de la manière indiquée. Il y eut à peine de douleur, sur le moment; dans la nuit, elles se réveillèrent vives, mais ne durèrent pas longtemps. Je quittai le malade le lendemain en bonne situation. Les nouvelles qui me furent données pendant les jours suivants furent excellentes, il n'y eut pas le moindre accident. Au mois de juillet, le malade vint me voir lui-même à Barcelone parfaitement guéri.

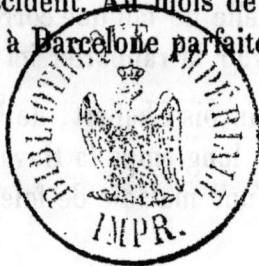

Toulouse, Impr. Douladoure; Rouget frères & Delahaut, successeurs, rue Saint-Rome, 39.